IIU
Intrauterino
Inseminación

Todo lo que necesitas saber

Dra. Sheila Harrison

Descargo de responsabilidad

Este contenido no sustituye la consulta a un médico profesional, sino que le brinda un conocimiento justo sobre la enfermedad y le prepara para buscar asistencia médica lo antes posible si es necesario para evitar complicaciones. También debe tenerse en cuenta que el área de la ciencia médica es un campo en constante cambio y, debido a la naturaleza siempre cambiante y en constante desarrollo del conocimiento médico, le sugerimos que busque asesoramiento de expertos si detecta alguna discrepancia o decide tomar medidas en respuesta a la información. en este contenido. Nunca rechace el consejo médico de profesionales ni posponga el tratamiento debido a algo que haya leído en línea, adquirido a través de este material o cualquier otro recurso en línea.

Y recuerde que Internet no lo curará, pero Dios a través de los médicos sí lo hará.

Tabla de contenidos

Introducción

La IIU (Inseminación Intrauterina) es un método de fertilidad.tratamiento que ofrece esperanza a las parejas que luchan por concebir. Implica la colocación directa de esperma preparado en el útero de una mujer durante su período fértil. Esto aumenta la probabilidad de una fertilización exitosa y el embarazo. Este artículo proporciona una mirada en profundidad a la inseminación intrauterina (IIU), explorando en detalle.

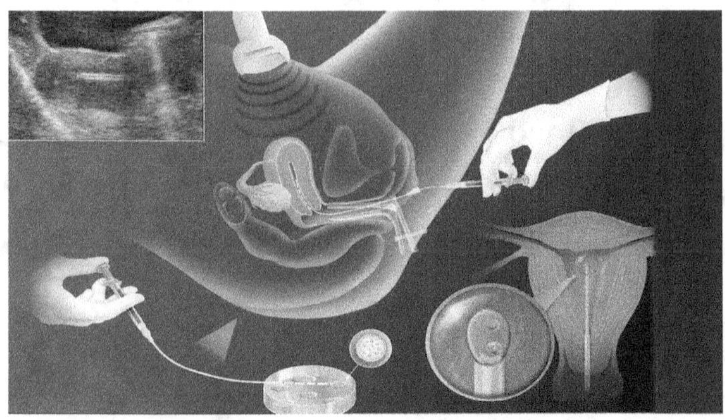

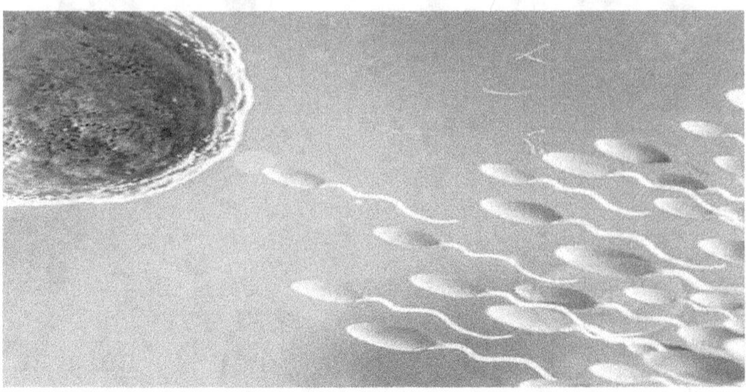

Sección 1
¿Qué es la IIU?

Inseminación intrauterina (IIU), un tipo de inseminación artificial para un tratamiento de fertilidad en el que los espermatozoides se colocan directamente en el útero de una persona.En este procedimiento, los médicos introducen espermatozoides concentrados y móviles en el útero de la mujer para facilitar la fertilización.. El objetivo de la Inseminación Intrauterina(IIU) es aumentar la cantidad de espermatozoides que llegan a las trompas de Falopio, mejorando la probabilidad de que los espermatozoides se encuentren con el óvulo y logren el embarazo.

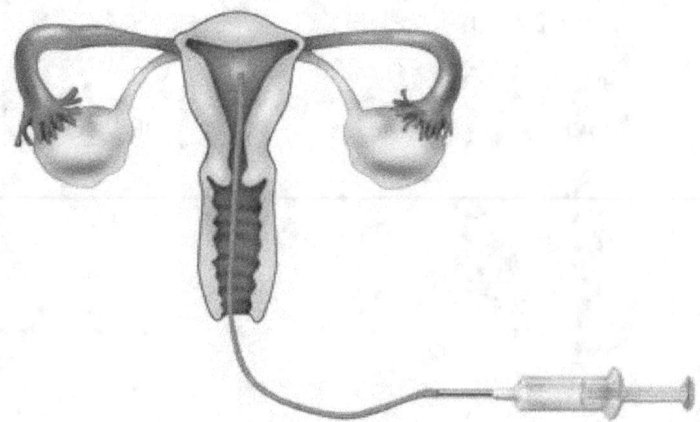

Durante una concepción natural, los espermatozoides tienen que viajar desde la vagina a través del cuello uterino, hasta el útero y las trompas de Falopio. Sólo el 5% de los espermatozoides pueden viajar desde la vagina hasta el útero. Una vez que el ovario libera un óvulo, éste viaja hasta la trompa de Falopio. Aquí es donde el espermatozoide y el óvulo se encuentran y se produce la fertilización. Con la IIU, el esperma se recolecta, se lava y se concentra para que solo quede esperma de alta calidad. Este esperma se coloca directamente en el útero con un catéter (tubo delgado), acercándose a las trompas de Falopio. La IIU facilita que los espermatozoides lleguen al óvulo porque reduce el tiempo y la distancia que tiene que recorrer. Esto aumenta sus posibilidades de quedar embarazada.

Los proveedores de atención médica suelen probar la IIU antes que otros tratamientos de fertilidad más invasivos y costosos. Las IIU se pueden realizar con el esperma de su pareja o con esperma de un donante. Una persona puede tomar medicamentos para la fertilidad para garantizar que los óvulos se liberan durante la ovulación.

¿Cómo y por qué surgió la IIU como una opción de tratamiento de fertilidad?

El concepto de inseminación artificial se remonta a la antigüedad. Sin embargo,se lograron avances significativos a principios del siglo XX, desarrollando la IIU como una opción de tratamiento de fertilidad.. En la década de 1940, pioneros como el Dr. Gregory Pincus y el Dr. John Rock llevaron a cabo investigaciones innovadoras sobre biología reproductiva y tratamientos hormonales, allanando el camino para los modernos tratamientos de fertilidad como IIU.

Las personas eligen la IIU por muchas razones, comoesterilidad o como opción reproductiva para parejas de mujeres del mismo sexo o que deseen tener un bebé sin pareja, utilizando un donante de esperma.

La inseminación intrauterina (IIU) se puede utilizar cuando se presentan estas condiciones:

- **Moco cervical Problemas u otros problemas con el cuello uterino:** El cuello uterino separa la vagina y el útero entre sí. El moco producido por el cuello uterino ayuda a que los espermatozoides viajen desde la vagina, a través del útero y hasta las trompas de Falopio. La mucosidad espesa puede dificultar la natación de los espermatozoides. Con la IIU, los espermatozoides pasan por alto el cuello uterino y van directamente al útero.

- **Recuento bajo de espermatozoides u otras alteraciones de los espermatozoides:** análisis de semen es parte del tratamiento de la infertilidad. Puede mostrar que el esperma de su pareja es pequeño, débil, lento o de forma extraña, o que su pareja no tiene mucho esperma. La IIU puede ayudar con estos problemas porque solo se selecciona y utiliza esperma de alta calidad en su tratamiento.

- **Estás usando esperma de donante:** La IIU se utiliza cuando las personas utilizan esperma de una persona que no es la pareja de los padres biológicos. Esto se llama inseminación de donante (DI). La DI se realiza cuando uno de los miembros de la pareja no tiene esperma o cuando la calidad del esperma es tan baja que no se puede utilizar. Las mujeres solteras o parejas de mujeres del mismo sexo que deseen concebir también pueden utilizar esperma de donante.

- **Eyaculación o disfunción eréctil:** La IIU se puede utilizar cuando uno de los miembros de la pareja no puede lograr o mantener una erección o no puede eyacular.

- **Alergia al semen:** En casos raros, las personas son alérgicas al semen de su pareja. Puede causar ardor, hinchazón y enrojecimiento en la vagina. La IIU puede ser eficaz porque las proteínas que causan la alergia se eliminan durante el lavado de esperma.

- **Infertilidad inexplicable:** Esto ocurre cuando los médicos no pueden encontrar la causa de la infertilidad.

Candidatos ideales para la IIU

La IIU es un tratamiento de fertilidad adecuado para diversos grupos de personas y parejas que enfrentan desafíos específicos para concebir de forma natural. Los candidatos ideales para el procedimiento incluyen:

- Parejas con infertilidad inexplicable: cuando todas las evaluaciones de fertilidad estándar no arrojan ninguna causa aparente de infertilidad, la IIU puede ser una opción viable.

- Infertilidad leve por factor masculino: las parejas que enfrentan infertilidad masculina debido a un recuento bajo de espermatozoides, una movilidad reducida o una forma anormal de los espermatozoides pueden beneficiarse de la IIU.

- Infertilidad por factor cervical: las mujeres con problemas cervicales que dificultan el paso de los espermatozoides a través del cuello uterino pueden tener éxito con la IIU.

- Trastornos de la ovulación: las mujeres que experimentan ovulación irregular o ausente pueden beneficiarse de la IIU cuando se combina con medicamentos estimulantes de la ovulación.

- Endometriosis leve: la IIU puede ser un tratamiento inicial apropiado para mujeres con endometriosis leve.

El proceso de IIU de principio a fin

El cronograma para el procedimiento de IIU es de aproximadamente cuatro semanas (alrededor de 28 días) de principio a fin. Tiene aproximadamente la misma longitud que un ciclo menstrual normal.

- Antes de comenzar el proceso de IIU, usted (y su pareja) se someterán a un examen exhaustivo que podría incluir análisis de sangre, análisis de semen, ecografía y otros diagnósticos.

- Algunas personas reciben medicamentos orales para la fertilidad durante cinco días o medicamentos inyectables durante hasta dos semanas. Esto aumenta sus posibilidades de ovular y liberar múltiples óvulos. No todas las personas necesitan estos medicamentos.

- La inseminación es un proceso rápido. Se necesitan unos minutos para insertar el esperma. Es posible que su proveedor de atención médica le pida que se recueste durante unos 15 minutos después.

- Puedes hacerte una prueba de embarazo dos semanas después de la inseminación.

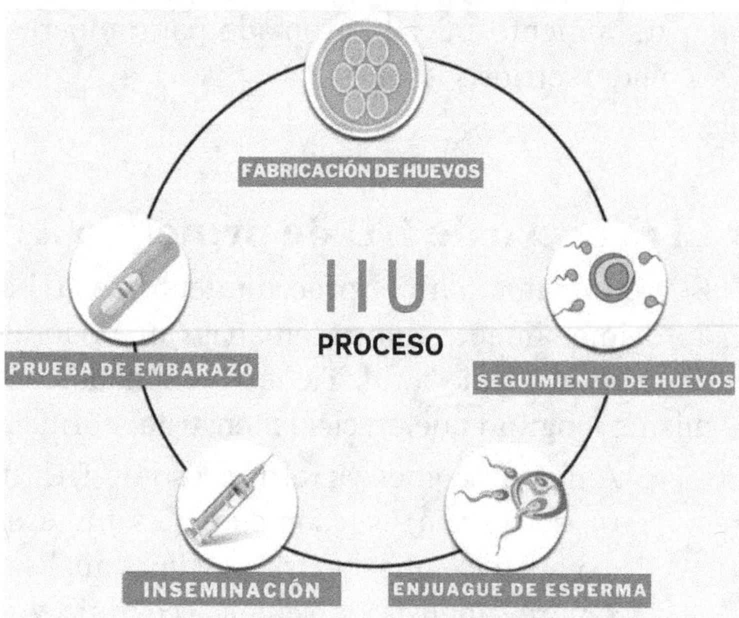

Sección 2

El proceso de preparación antes del tratamiento con IIU

Antes de comenzar un ciclo de IIU, ciertos pasos preparatorios son fundamentales para optimizar las posibilidades de éxito. Estos preparativos incluyen:

- **Evaluación de fertilidad:** Ambos socios deben someterse a una evaluación exhaustiva de la fertilidad para identificar cualquier problema subyacente que pueda afectar el resultado de la IIU. Esta evaluación implica evaluar la reserva ovárica de la mujer, la permeabilidad de las trompas de Falopio y la salud del útero y realizar un análisis de semen para la pareja masculina.

- **Predicción de la ovulación:** La predicción precisa de la ovulación es vital para el éxito de la IIU. Esto puede implicar el seguimiento del ciclo menstrual de la mujer mediante varios métodos. Estos incluyen gráficos de la temperatura corporal basal, kits de predicción de la ovulación o seguimiento de los cambios hormonales.

- **Abstinencia sexual:** Es esencial que la pareja masculina se abstenga de eyacular durante 2 o 3 días antes del procedimiento de

IIU para asegurar la mayor concentración de espermatozoides en la muestra de semen.

Cambios en el estilo de vida que pueden mejorar el éxito de la IIU

Los factores del estilo de vida desempeñan un papel importante en la fertilidad y realizar ciertos ajustes puede tener un impacto positivo en el éxito de la IIU. Considere los siguientes cambios en el estilo de vida:

- **Mantenga una dieta saludable:** Una dieta bien equilibrada rica en frutas, verduras, cereales integrales y proteínas magras favorece la salud y la fertilidad en general. Los alimentos ricos en antioxidantes, como las bayas y las nueces, también pueden mejorar la salud reproductiva.

- **Hacer ejercicio regularmente:** La actividad física moderada y regular puede mejorar la fertilidad y reducir el estrés. Sin embargo, evite el ejercicio excesivo, ya que puede afectar negativamente el proceso de IIU.

- **Manejar el estrés:** El estado de ansiedad afecta el éxito de la inseminación intrauterina. Participar en técnicas de relajación como yoga, meditación o asesoramiento puede ayudar a controlar el estrés.

- **Limite el consumo de alcohol y cafeína:** Los estudios sugieren un vínculo entre la fertilidad reducida y el consumo excesivo de alcohol y cafeína. Limitar estas sustancias puede beneficiar la salud reproductiva en general.

- **Dejar de fumar:** Fumar tiene efectos perjudiciales sobre la fertilidad. Dejar de fumar puede mejorar las posibilidades de una IIU exitosa.

- **Mantener un peso saludable:** Tanto la obesidad como el bajo peso pueden afectar la fertilidad. Alcanzar y mantener un peso saludable puede optimizar las posibilidades de concepción.

Examen clínico/prueba antes del tratamiento con IIU

Antes de comenzar el tratamiento con IIU, se necesitará un examen médico exhaustivo y pruebas de fertilidad. Su pareja también será examinada y examinada. Esto podría incluir:

- Un examen uterino.

- Ultrasonidos de tu útero.

- Un análisis de semen.

- Detección de infecciones de transmisión sexual (ITS) y otras enfermedades infecciosas.

- Análisis de sangre.

Su proveedor de atención médica puede recomendarle tomar ácido fólico (incluido en la mayoría de las vitaminas prenatales) al menos tres meses antes de la concepción (o del tratamiento de IIU).

Qué esperar después del tratamiento con IIU

Hay algunos síntomas leves que puede experimentar después de la IIU:

- Calambres leves.

- Manchado durante uno o dos días.

La mayoría de las personas volverán a sus actividades normales de inmediato. Debes evitar cualquier cosa que te haga sentir incómoda después de la IIU, pero normalmente no existen restricciones. Se puede realizar una prueba de embarazo aproximadamente dos semanas después de la IIU.

Sobre el dolor

La anestesia no es necesaria para la IIU y el procedimiento no debería ser doloroso. Sin embargo, es posible que sienta calambres y molestias leves durante e inmediatamente después de la inseminación.

costo de la IIU

El costo de la IIU varía según la clínica de fertilidad que utilice, su historial de salud, el uso de medicamentos y las pruebas de diagnóstico. Es menos costoso que otros tratamientos de infertilidad como la FIV. Puedes esperar pagar entre $300 y $4000 por ciclo sin seguro. Algunos estados tienen leyes que exigen que las compañías de seguros cubren parte de los costos del tratamiento de infertilidad.

Sección 3
Medicamentos utilizados en la IIU

La IIU a menudo se combina con medicamentos para la fertilidad que estimulan los ovarios para que produzcan y liberen tantos óvulos como sea posible. Sin embargo, no siempre es necesario.

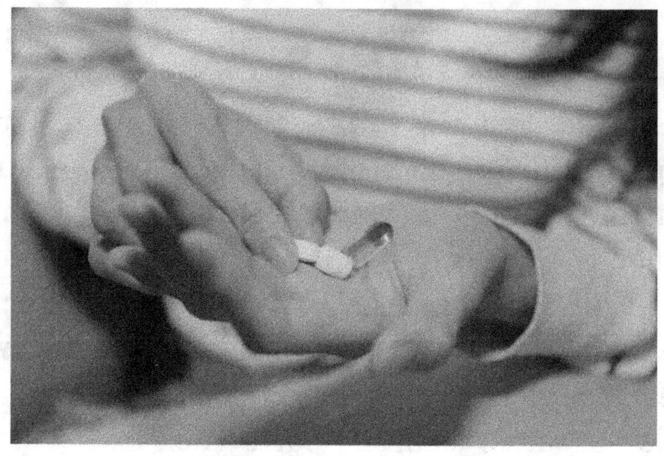

tipos de medicamentos

Los médicos pueden recetar varios tipos de medicamentos para inducir la ovulación y preparar a la mujer para la IIU.

Algunos medicamentos comunes son:

- **Citrato de clomifeno (Clomid® o Serophene®):** Este medicamento oral estimula la liberación de hormonas necesarias para el desarrollo del folículo y la ovulación.

- Letrozol (Femara®).

- **Gonadotropinas:** Las hormonas inyectables, como la hormona folículo estimulante (FSH) y la hormona luteinizante (LH), se pueden utilizar para estimular el crecimiento de múltiples folículos.

- **Gonadotropina coriónica humana (hCG)**: A menudo se administra una inyección de hCG cuando los folículos están maduros, lo que desencadena la ovulación y se prepara para el procedimiento.

- Vitaminas prenatales (recomendadas para todos los embarazos).

Su proveedor de atención médica determinará si se utilizarán medicamentos para la fertilidad como parte de su tratamiento de IIU.

Administración

El citrato de clomifeno generalmente se toma por vía oral durante un número específico de días del ciclo menstrual (del 5 al 9 en la mayoría de los casos), mientras que las gonadotropinas se administran mediante inyecciones subcutáneas.

Posibles efectos secundarios

- El citrato de clomifeno puede causar sofocos, síntomas gastrointestinales, malestar en los senos, sangrado vaginal anormal y dolores de cabeza.

- Las gonadotropinas pueden provocar efectos secundarios como reacciones locales en el lugar de la inyección, síntomas gastrointestinales, como náuseas, dolor abdominal, hinchazón, etc., y calambres abdominales, y también pueden causar SHOCK en casos raros.

Sección 4
Detalles del procedimiento

El procedimiento de IIU implica varios pasos clave. En primer lugar, los médicos controlan cuidadosamente el ciclo menstrual de la mujer para determinar el momento óptimo para la inseminación. Si es necesario,pueden recetar medicamentos para la fertilidad para estimular los ovarios para que produzcan múltiples óvulos, aumentando las posibilidades de una concepción exitosa. A continuación se detallan los pasos.

Los pasos detallados del tratamiento de la IIU

Cada plan de tratamiento y proveedor de atención médica puede tener un proceso ligeramente diferente. El tratamiento de la IIU generalmente incluye lo siguiente:

Paso 1: Ovulación

- Su proveedor de atención médica necesitará saber exactamente cuándo está ovulando. El momento de la ovulación es fundamental para garantizar que los espermatozoides se inyecten en el momento adecuado.

- Se puede determinar el momento de la ovulación utilizando un kit de predicción de la ovulación casero que detecta la hormona luteinizante (LH). Su proveedor de atención médica también puede detectar LH en análisis de sangre. También pueden usar una ecografía transvaginal para buscar signos de madurez de los huevos. A veces te ponen una inyección de gonadotropina coriónica humana (hCG) u otros medicamentos para la fertilidad para hacer que usted ovule uno o más óvulos. La ovulación suele ocurrir entre 10 y 16 días después del primer día de su período.

- La inseminación (insertar el esperma en el útero) generalmente ocurre dentro de las 24 a 36 horas posteriores a la detección de LH (ya sea en la sangre o en la orina), o después de la inyección de hCG.

Paso 2: Preparación de muestras de semen

- Su pareja le proporcionará una muestra de esperma fresco el día del procedimiento de IIU. En algunos casos, su pareja puede proporcionarle la muestra antes y su proveedor de atención médica puede congelarla hasta que llegue el momento de usarla. Si se utiliza un donante de esperma, la muestra se descongela y se prepara.

- El esperma se prepara para la inseminación mediante un proceso llamado "lavado de esperma" que extrae una cantidad concentrada de esperma sano. Si utiliza esperma de donante, el banco de esperma generalmente envía esperma ya lavado.

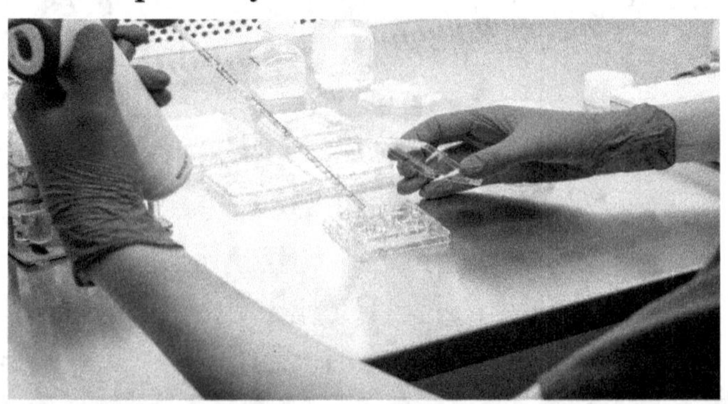

Paso 3: Inseminación

- El procedimiento de inseminación es sencillo y sólo lleva unos minutos. Te acostarás en la mesa de examen. Su proveedor de atención médica insertará un espéculo en su vagina, similar a lo que sucede durante una prueba de Papanicolaou. Luego, se inserta un catéter a través del cuello uterino hasta el útero. Finalmente, su proveedor de atención médica inyecta la muestra de esperma lavada en su útero.

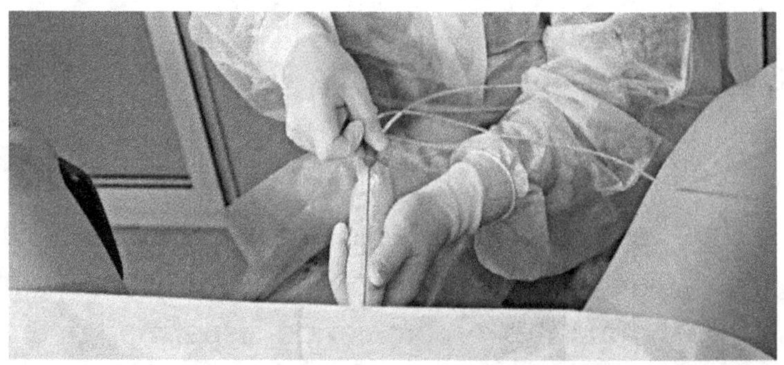

- Es posible que le pidan que se recueste durante 10 a 30 minutos después de la inseminación. El embarazo ocurre si el espermatozoide fertiliza un óvulo y el óvulo fertilizado se implanta en el revestimiento del útero.

- Es posible que le administren progesterona después de la IIU. La progesterona ayuda a mantener el revestimiento del útero y puede mejorar las posibilidades de implantación.

- Puedes tomar una prueba de embarazo aproximadamente dos semanas después de la IIU.

Consulte con su proveedor de atención médica para comprender mejor el proceso de IIU y qué esperar.

Etapa 4: Supervisión

Durante todo el ciclo de tratamiento, el progreso de la mujer se controla de cerca mediante ecografías transvaginales y evaluaciones del nivel hormonal. El tamaño y la cantidad de folículos maduros determinados mediante ecografía transvaginal ayudan a determinar el momento del procedimiento de inseminación.

PROCESO DE IIU

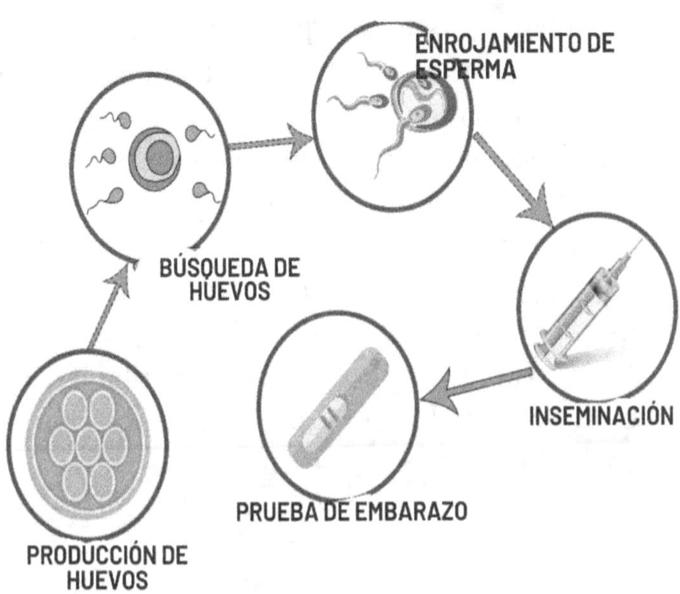

Sección 5

Ventajas y desventajas de la IIU en comparación con otros tratamientos de fertilidad

La IIU mejora significativamente las posibilidades de embarazo al sortear posibles obstáculos que los espermatozoides pueden encontrar en su viaje hacia el óvulo. Al colocar los espermatozoides directamente en el útero, el procedimiento mejora la concentración y la proximidad de los espermatozoides al óvulo, optimizando las posibilidades de fertilización. Además, el momento del procedimiento garantiza que los espermatozoides estén presentes en las trompas de Falopio durante la ovulación cuando se libera el óvulo, lo que aumenta aún más la probabilidad de concepción.

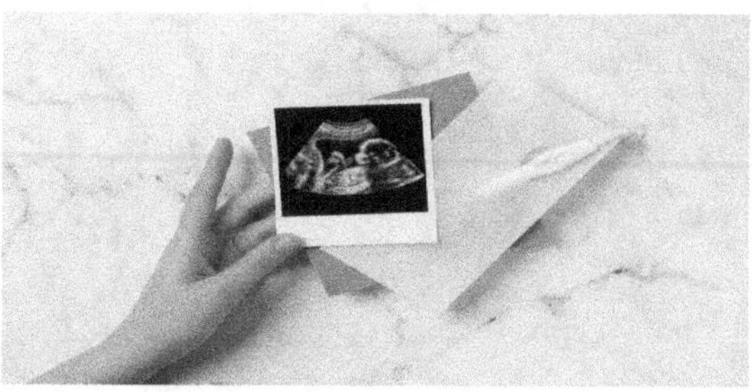

Ventajas de la IIU

- **Menos invasivo:** La IIU es un procedimiento mínimamente invasivo, que no implica cirugía ni anestesia.

- **Económico:** En comparación con tratamientos de fertilidad más complejos como la FIV, La IIU es generalmente más asequible.

- **Menos efectos secundarios:** La IIU tiene menos efectos secundarios y un tiempo de recuperación más corto que la FIV.

- **Proceso de concepción natural:** La IIU todavía depende de procesos naturales de concepción, lo que la convierte en una intervención menos drástica.

- **Adecuado para infertilidad inexplicable:** La IIU es una opción razonable cuando allá no hay identificación de una causa específica de infertilidad..

Desventajas de la IIU

- Tasas de éxito más bajas: En comparación con la FIV, la IIU tiene tasas de éxito por ciclo ligeramente más bajas.

- Eficacia limitada en infertilidad grave por factor masculino: En casos de infertilidad grave por factor masculino, la FIV puede ser más apropiada.

- Riesgo de parto múltiple:aumenta el riesgo de embarazos múltiples, lo que puede resultar en embarazos y partos más complejos.

Sección 6

Cómo aumentar la tasa de éxito del tratamiento IIU

Las tasas de éxito de la IIU pueden variar según factores como la edad de la mujer, la causa de la infertilidad y la cantidad de ciclos intentados. En promedio, la tasa de éxito por ciclo puede oscilar entre el 5% y el 15%, con tasas de éxito más altas para parejas con problemas de fertilidad específicos. Recuerde, este número puede ser mayor o menor dependiendo de varios factores, como:

- **Edad:** Las mujeres más jóvenes generalmente tienen tasas de éxito más altas con la IIU en comparación con las mujeres mayores, ya que la reserva ovárica y la calidad de los óvulos disminuye con la edad. Es posible que requieran menos ciclos para lograr el embarazo en comparación con las mujeres mayores. Aparte del motivo de la infertilidad, la edad es el factor más importante para determinar el éxito de la IIU. La mayoría de los proveedores de atención médica recomiendan la IIU antes de cumplir 40 años para aumentar sus posibilidades de quedar embarazada. A medida que una persona envejece, tiene menos óvulos y la calidad de esos óvulos disminuye. La tasa de embarazo por IIU por edad es:

- Edad 20 a 30: 17,6%
- Edad 31 a 35: 13,3%
- Edad 36 a 38: 13,4%
- Edad 39 a 40: 10,6%
- Mayores de 40 años: 5,4%

- **Diagnóstico de fertilidad:** La causa subyacente de la infertilidad puede afectar el éxito de la IIU. Si la causa se puede tratar con IIU, aumenta la probabilidad de éxito.

- **Calidad del esperma:** La calidad de los espermatozoides utilizados en el procedimiento de IIU, incluido el recuento y la motilidad de los espermatozoides, pueden afectar las posibilidades de una fertilización exitosa.

Factores que pueden influir en la duración del tratamiento

Varios factores pueden afectar la duración de un tratamiento de IIU, como:

- **Edad de la mujer:** Las mujeres más jóvenes suelen responder mejor a los medicamentos para la fertilidad.

- **Causa de la infertilidad:** La causa subyacente de la infertilidad puede influir en el éxito y la duración del tratamiento con IIU. Si la causa es fácilmente tratable, el tratamiento puede ser más corto.

- **Respuesta de ovulación:** La respuesta de la mujer a los medicamentos estimulantes de la ovulación puede variar. Algunos pueden requerir ajustes en las dosis de los medicamentos o un seguimiento adicional, lo que puede extender el cronograma del tratamiento.

- **El número de ciclos de IIU intentados:** El éxito de la IIU puede requerir varios ciclos. Si los intentos anteriores no tienen éxito, el médico puede recomendar ciclos adicionales.

Cómo minimizar los riesgos durante el procedimiento.

Para minimizar los riesgos asociados a la IIU, es fundamental seguir ciertas precauciones:

- Orientación médica experta: busque tratamiento de un especialista en fertilidad calificado con experiencia en procedimientos de IIU.

- Monitoreo: el monitoreo regular durante todo el ciclo de tratamiento de la IIU ayuda a identificar posibles complicaciones de manera temprana.

- Dosis hormonal: el ajuste preciso de las dosis de los medicamentos hormonales ayuda a reducir el riesgo de SHO.
- Análisis de semen: la evaluación exhaustiva de la muestra de esperma garantiza el uso de los espermatozoides más sanos y móviles.

¿Qué hacer si la IIU no tiene éxito?

Si un ciclo de IIU no resulta en un embarazo, hay varias opciones disponibles para considerar:

Reevaluación del plan de tratamiento: el especialista en fertilidad puede revisar el plan de tratamiento y hacer ajustes según la respuesta del individuo al ciclo anterior.

Consideración de ciclos adicionales: Dependiendo del diagnóstico de fertilidad y otros factores, el médico puede discutir la decisión de intentar ciclos de IIU adicionales o considerar tratamientos alternativos, como la FIV.

Buscar apoyo: afrontar un ciclo de IIU fallido puede ser un desafío emocional. Buscar el apoyo de un consejero o grupo de apoyo puede brindarle una orientación valiosa durante este tiempo.

Los factores de riesgo de la IIU después del tratamiento.

Si bien la IIU generalmente se considera segura, existen algunos riesgos y complicaciones potenciales:

- **Riesgo de embarazos múltiples:** La IIU puede provocar embarazos múltiples(por ejemplo, gemelos o trillizos), que pueden conllevar mayores riesgos tanto para la madre como para los bebés.

- **Síndrome de hiperestimulación ovárica (SHO):** En algunos casos, los medicamentos estimulantes de la ovulación pueden provocar SHO,una condición donde los ovarios se hinchan y duelen.

- **Infección**: Existe un ligero riesgo de infección durante o después del procedimiento.

- **Punteo:** El procedimiento puede causar una pequeña cantidad de sangrado vaginal.

¿Cuáles son los efectos secundarios comunes que se experimentan con la IIU?

Si bien la IIU es generalmente un procedimiento bien tolerado, algunas mujeres pueden experimentar efectos secundarios leves. Los efectos secundarios comunes incluyen:

- Calambres leves: algunas mujeres pueden experimentar calambres leves durante o después del procedimiento de IIU. Este malestar suele ser de corta duración.

- Manchado o sangrado leve: Es posible que se produzcan ligeros manchados o sangrado vaginal después del procedimiento, pero debería resolverse rápidamente.

- Cambios emocionales: Los cambios hormonales y la anticipación del procedimiento pueden provocar fluctuaciones emocionales, como sentirse ansioso, emocionado o incluso decepcionado.

Se debe descansar e hidratar después del procedimiento para aliviar las molestias. Además, si experimentan dolor y malestar, el médico puede recetar analgésicos de venta libre. Por último, si los síntomas persisten se debe consultar al médico.

Sección 7
Recuperación y Outlook

¿Qué tan efectiva es la IIU para quedar embarazada?

La IIU puede ser muy eficaz, especialmente cuando se utilizan medicamentos para la fertilidad. La tasa de embarazo por VIH cuando se utilizan medicamentos para la fertilidad puede llegar al 20%. La eficacia de la IIU depende principalmente de la causa subyacente de la infertilidad y de la edad del padre biológico. La tasa de fertilidad de la IIU es aproximadamente la misma que la de una concepción normal (alrededor del 20%), lo que significa que la IIU ayuda a aumentar las posibilidades de las personas a una tasa de éxito más típica.

¿Cuánto tiempo se tarda en saber que está embarazada después de la IIU?

Sabrá si está embarazada aproximadamente dos semanas después de la IIU. Se necesita aproximadamente ese tiempo para detectar la gonadotropina coriónica humana (hCG) en la sangre o la orina. Su proveedor de atención médica le informará si debe regresar para hacerse un análisis de sangre para detectar el embarazo o si puede utilizar una prueba de orina casera.

¿Cuántos ciclos de IIU pruebas antes de la FIV?

La mayoría de los proveedores de atención médica recomiendan tres ciclos de IIU antes de realizar otro tratamiento reproductivo, como la FIV. Si tiene más de 40 años, algunos proveedores de atención médica recomiendan solo un ciclo de IIU antes de pasar a la FIV. Esto se debe a que las tasas de éxito de la FIV son más altas para ese grupo de edad y el tratamiento oportuno es importante.

En algunos casos, puede ser mejor para usted pasar directamente al tratamiento de FIV y omitir la IIU. Este es el caso si tiene una afección como endometriosis, daño en las trompas de Falopio oedad materna avanzada.

Si no ha quedado embarazada después de tres ciclos de IIU, su proveedor de atención médica discutirá con usted los siguientes pasos.

Sexo después de la IIU

Sí, puedes tener relaciones sexuales antes y después de la IIU. Está aumentando sus posibilidades de quedar embarazada si tiene relaciones sexuales el día de la IIU o el día siguiente.

Cuándo llamar al médico

Si está tomando medicamentos para la fertilidad para la IIU, debe comunicarse con su proveedor de atención médica si ocurre cualquiera de las siguientes situaciones:

- Dolor pélvico o abdominal intenso.
- Náuseas y vómitos.
- Dificultad para respirar.
- Aumento repentino de peso.
- Mareos o aturdimiento.

Si tiene dificultades para concebir, hable con su proveedor de atención médica. Muchas personas luchan contra la infertilidad y existen opciones para ayudarla. La IIU puede ser una de esas opciones. Su proveedor de atención médica trabajará con usted para determinar el tratamiento de fertilidad adecuado para ayudarla a lograr un embarazo exitoso.

Preguntas frecuentes sobre la IIU (Inseminación Intrauterina)

¿Pueden las personas con diabetes someterse a una IIU?

Sí. Individuos con diabetes Puede someterse a una IIU, pero un control y un control cuidadosos de los niveles de azúcar en sangre son esenciales para garantizar un procedimiento exitoso y saludable.el embarazo.

¿Se puede realizar una IIU si alguien tiene problemas renales?

Sí. Se puede considerar la IIU para personas con problemas renales, pero la supervisión médica estrecha es crucial para controlar cualquier posible complicación y garantizar un parto seguro.

¿Pueden los huesos débiles influir en los resultados de la IIU?

Si bien la salud ósea en sí misma puede no afectar directamente los resultados de la IIU, mantener una buena salud general, incluida la salud ósea, es importante para una realización exitosa.el embarazo. La ingesta adecuada de calcio y vitamina D puede favorecer tanto la fertilidad como el embarazo.

¿Cómo afecta la salud del hígado al éxito de la IIU?

La salud del hígado puede afectar indirectamente el éxito de la IIU al afectar el bienestar general. Las personas con enfermedades hepáticas deben consultar a su proveedor de atención médica antes de someterse a una IIU para garantizar una salud óptima.

¿Es la IIU segura para personas con enfermedades cardíacas?

La IIU puede ser segura para personas con afecciones cardíacas estables, pero se recomienda una evaluación exhaustiva por parte de un cardiólogo para evaluar los riesgos y garantizar que el procedimiento se pueda realizar de manera segura sin ejercer presión adicional sobre el corazón.

¿Es la IIU segura para personas con colesterol alto?

Sí. La IIU generalmente es segura para personas con colesterol alto. Sin embargo, es importante controlar los niveles de colesterol mediante una dieta y medicamentos adecuados para reducir cualquier impacto potencial en la fertilidad y embarazo.

www.ingramcontent.com/pod-product-compliance
Lightning Source LLC
Chambersburg PA
CBHW070750260726
48660CB00007B/3057